CONTRIBUTION A L'ÉTUDE

DE

L'OVARITE SUPPURÉE

PAR

Le Dr Adrien MAUGER

Ancien interne des hôpitaux de Paris

———

PARIS

G. STEINHEIL, ÉDITEUR

2, RUE CASIMIR-DELAVIGNE, 2

1900

CONTRIBUTION A L'ÉTUDE

DE

L'OVARITE SUPPURÉE

IMPRIMERIE A.-G. LEMALE, HAVRE

CONTRIBUTION A L'ÉTUDE

DE

L'OVARITE SUPPURÉE

PAR

Le Dr Adrien MAUGER

Ancien interne des hôpitaux de Paris

PARIS

G. STEINHEIL, ÉDITEUR

2, RUE CASIMIR-DELAVIGNE, 2

1900

CONTRIBUTION A L'ÉTUDE

DE

L'OVARITE SUPPURÉE

AVANT-PROPOS

Dans les traités classiques, l'ovarite suppurée n'a pas d'histoire à elle.

On décrit ses lésions après celles du pyosalpinx et l'ensemble constitue la salpingo-ovarite suppurée.

Voici ce que dit M. Pozzi à ce sujet : « La suppuration de « l'ovaire existe le plus souvent avec celle de la trompe, « l'une et l'autre sont pour ainsi dire fusionnées et forment « parfois une même poche purulente ; le pyosalpinx est « donc en réalité un pyo-oophoro-salpinx. Aussi l'ovarite « suppurée sera-t-elle décrite avec cette dernière lésion. »

Cette description répond à la grande majorité des faits.

Mais il est des cas exceptionnels, comme dit M. Bouilly, « où l'ovaire peut être suppuré sans qu'il y ait salpingite ; il semble donc y avoir eu une ovarite primitive ».

Ce sont ces cas, dont nous avons pu réunir une vingtaine d'observations, que nous avons étudiés dans notre thèse inaugurale. Nous avons pu nous convaincre par l'analyse minutieuse des faits que la suppuration de l'ovaire, lorsqu'elle est *isolée* ou lorsqu'elle constitue le gros de la lésion, imprime à la maladie annexielle une physionomie spéciale qui permet de la reconnaître et d'en faire le diagnostic.

En outre, elle est également intéressante à étudier au point de vue de la pathogénie et de l'étiologie.

C'est une maladie bien spéciale, distincte de la salpingite suppurée sans laquelle elle existe souvent : elle mérite une description à part. C'est ce que nous avons essayé de faire dans les pages qui vont suivre.

CHAPITRE PREMIER

Anatomie pathologique.

Aspect général des lésions. — Voici ce qu'on voit à l'ouverture du ventre d'une femme atteinte d'*ovarite suppurée* :

La malade étant mise sur le plan incliné et la masse intestinale étant retombée sur le diaphragme, on voit un utérus gros, congestionné, repoussé vers l'un des côtés du petit bassin par une masse qui occupe l'autre côté.

Cette masse est formée par l'ovaire suppuré et la trompe.

Elle a le volume d'une mandarine, d'un poing ou d'une petite tête de fœtus.

Le ligament large, rouge, épais, infiltré, la cravate en avant et déborde souvent son pôle supérieur.

Elle plonge plus ou moins dans le Douglas et contracte des adhérences plus ou moins solides en avant avec la face postérieure de l'utérus et du ligament large ; en arrière, avec les parois du petit bassin et l'intestin.

Les annexes du côté opposé sont le plus souvent saines.

Nous ne parlons que pour mémoire des cas où la *poche ovarienne* tombe derrière le ligament large du côté opposé, faisant ainsi accomplir à l'utérus un demi-tour de spire.

Nous n'insisterons pas non plus sur les ovarites intraligamenteuses qu'on trouve mentionnées dans plusieurs de nos observations.

A notre avis, voici comment les choses se passent : l'ovaire s'encapuchonne, pour ainsi dire, dans le ligament large ; il s'y creuse une loge que des adhérences viennent fermer et paraît ainsi au premier abord être inclus dans l'épaisseur même du ligament.

Quant aux lésions de pelvi-péritonite et de cellulite pelvienne qui sont banales, nous n'en dirons rien. Tout le monde sait qu'elles sont variables : tantôt lâches et peu nombreuses ; tantôt anciennes et très accentuées, rendant l'opération extrêmement laborieuse.

On connaît les cas où le chirurgien est forcé, pour ainsi dire, de sculpter les organes du petit bassin dans le bloc d'adhérences qui les enchâsse, et où il a besoin d'une grande expérience pour reconnaître ce qui appartient aux annexes, à l'intestin, à la péritonite séreuse ou suppurée.

Ce qui nous intéresse, ce sont les lésions de l'ovaire, de la trompe de l'utérus et du ligament large.

Lésions de l'ovaire. — La poche ovarienne a un volume variable (mandarine, poing, tête de fœtus).

Elle présente extérieurement une coloration blanc nacré. Sa surface est lisse, hérissée parfois de filaments blanchâtres, débris d'anciennes adhérences rompues au moment de l'opération.

Au toucher, et cela est vrai surtout pour les grosses ovarites, on a une sensation de dureté qui rappelle celle du fibrome avec lequel on les confond souvent.

Dans certains cas où la tumeur adhérait fortement à

l'utérus, l'erreur n'a pu être reconnue qu'à la coupe. La trompe, allongée, serpente sur la face antérieure et y adhère fortement.

A la coupe trois aspects peuvent se présenter :

1° Un abcès unique, gros comme un œuf de pigeon, bien limité par une coque fibreuse et tout autour de lui le tissu ovarien sain ou criblé de petits kystes séreux ;

2° Ou bien l'ovaire peut être creusé d'une multitude d'alvéoles d'où s'échappent des gouttelettes de pus. C'est une véritable éponge purulente ;

3° Enfin, c'est une poche unique que l'on découvre, dont la face interne, irrégulière, tomenteuse, végétante est absolument tapissée d'une couche de bourgeons charnus comme une vieille paroi d'abcès.

A la périphérie on ne trouve plus rien qui ressemble à l'ovaire, et il faut le microscope pour y retrouver quelques débris de tissu ovarien.

On peut d'après cette description un peu schématique, reconstituer la marche des lésions;

Au début, abcès bien limité qui semble siéger dans un ovisac. Ce qui le prouve, c'est la forme de l'abcès et les débris de cellules épithéliales que l'on retrouve dans ses parois.

Puis, d'autres ovisacs se prennent et, enfin, s'opère la fusion de ces différentes cavités par fonte purulente du tissu cellulaire interposé, et on a la grande poche unique.

Au microscope la paroi du gros abcès est constituée de dedans en dehors :

Par une couche embryonnaire ;

Par une couche fibreuse dense ;

Et, enfin, par une couche vasculaire dans laquelle on retrouve plus ou moins modifiés les éléments de l'organe.

Le *pus ovarien* est verdâtre, bien lié, presque toujours horriblement fétide ; dans les petits abcès enkystés et anciens il a l'aspect et la consistance du mastic.

La quantité varie, et il n'est pas rare que par la ponction on puisse retirer 200, 300 grammes et plus d'une poche ovarienne.

Au point de vue bactériologique, on y trouve du streptocoque, du pneumocoque (Etheridge), du gonocoque (Zweifel).

Le *colibacille* a été trouvé pur dans deux de nos observations : M. Bouilly croit à une infection venue de l'intestin grâce à des adhérences organisées qui réunissaient ce dernier à la tumeur ovarienne.

Lésions de la trompe. — La trompe serpente au-devant de la poche ovarienne sur laquelle elle s'étale et à laquelle elle adhère plus ou moins fortement.

Il y a des cas, et ils sont assez nombreux, où elle ne présente *aucune lésion ;* les parois ont conservé leur souplesse ; son pavillon est libre et étalé ; sa muqueuse a l'aspect normal et il n'y a pas de liquide dans sa cavité.

L'examen microscopique pratiqué à différentes reprises n'a décelé aucune lésion appréciable, ni déformation des cellules épithéliales, ni infiltration embryonnaire de la paroi.

Quand la trompe est malade, ses lésions présentent différents types que nous trouvons résumés dans nos observations.

Premier type. — La trompe est intimement fusionnée à la face antérieure de l'ovaire avec lequel elle est confondue et entièrement unie. Elle est grosse comme un œuf de pigeon, allongée, fibreuse, ayant ses parois très *épaisses, sclérosées,* transformées en un tissu dur, lardacé.

Ces lésions sont surtout accentuées aux deux extrémités abdominale et utérine de la trompe.

Dans l'intervalle, la portion moyenne de la trompe est dilatée, tapissée par la muqueuse tubaire, vascularisée, sans liquide ni pus dans son intérieur.

Les lésions de la trompe sont surtout scléreuses et pariétales (Bouilly).

Deuxième type. — La trompe sclérosée augmente de volume, présente de petites bosselures jaunâtres du volume d'un pois, situées dans l'épaisseur de la paroi tubaire. A la coupe ces bosselures se montrent formées par de petits abcès tubaires d'où s'écoule un pus épais et souvent caséeux. Rien dans la cavité.

Troisième type. (d'après une observation). — A la portion initiale de la trompe, près de la corne utérine, l'organe est épaissi et présente le volume d'un petit doigt. A ce niveau on trouve une série de petits kystes purulents dans l'épaisseur de la paroi tubaire.

Le reste de la trompe est normal. Son pavillon est libre et étalé.

Lésions de l'utérus. — L'utérus est *toujours* très augmenté de volume, congestionné, vascularisé. Ses parois ont souvent le double de l'épaisseur normale ; elles sont dures, fermes, résistantes à la coupe. Il y a de la métrite parenchymateuse corporelle.

La muqueuse est souvent grisâtre, fongueuse et est le siège d'une sécrétion plus ou moins abondante.

On peut également rencontrer tous les types de la métrite du col. Ce sont des lésions banales, bien connues. Il nous suffit d'en signaler la fréquence.

Lésions du ligament large. — Dans presque toutes nos observations, le ligament large est le siège de grosses lésions que l'on peut ranger sous trois types :

PREMIER TYPE. — Le ligament large est mou, œdématié, infiltré.

Son épaisseur peut atteindre 3, 4, 5 millim. et même davantage. Il est sillonné de vaisseaux dilatés. Son bord supérieur a le volume du petit doigt et déborde le pôle supérieur de l'ovaire caché derrière lui.

DEUXIÈME TYPE. — Le ligament large est *épaissi*, dur, lardacé, scléreux : il adhère fortement à la masse annexielle. qu'il recouvre. Cet aspect se voit dans les lésions de vieille date.

TROISIÈME TYPE. — Le ligament large épaissi, renferme des nodules ayant l'aspect de *ganglions lymphatiques* et qui, sectionnés, laissent suinter sur la surface de section des gouttelettes de pus. Ces nodules inflammatoires, dont quelques-uns représentent même de véritables petits kystes purulents, siègent principalement dans le voisinage du hile de l'ovaire et le long des artères utérines. Ce sont des réseaux épais de vaisseaux lymphatiques suppurés (Picou).

CHAPITRE II

Symptomatologie.

Nous pouvons être appelé à voir la malade atteinte de suppuration ovarienne dans deux circonstances différentes :

1° Pendant une crise ;

2° En dehors des crises.

1° Pendant une crise. — Brusquement la malade est prise de *violentes coliques* dans un des côtés du ventre, bientôt irradiées à tout le ventre.

Immobilisée dans son lit, redoutant le moindre mouvement qui exaspère la douleur, les jambes pliées, les mains appuyées sur son ventre, et le comprimant, la malade attend anxieuse et inquiète la fin de sa crise. Tout semble se calmer durant quelques instants, puis les douleurs reviennent plus aiguës, plus lancinantes, plus déchirantes et arrachent des cris à la malade.

Du ventre la douleur s'irradie dans les reins, dans les cuisses, dans les genoux, dans les hanches et c'est, au niveau de ces différents sièges, les mêmes alternatives de calme et de recrudescence.

En même temps surviennent des frissons, des nausées et des vomissements bilieux, le thermomètre marque 38°,5,

39°, le pouls est à 110, la langue est sèche, les urines sont rares et la miction est douloureuse, la constipation est opiniâtre. La malade a le facies péritonéal, les yeux sont cernés et toute sa physionomie exprime l'angoisse.

Le ventre est ballonné : la palpation même superficielle est douloureuse.

Avec de la douceur et en explorant dans l'intervalle des accès trop douloureux on arrive à distinguer dans une des fosses iliaques, un empâtement diffus qui est moins marqué de l'autre côté.

La douleur y est plus exquise, les muscles abdominaux se contractent davantage.

C'est de ce côté que se trouve la collection ovarienne : mais il est inutile de chercher la sensation d'une poche bien isolée, fluctuante. Quand on croit l'avoir, c'est en réalité le bloc des annexes et les poches de péritonite séreuse qui l'entourent, qui la fournissent.

Au toucher, le vagin est chaud, brûlant. L'utérus est fixe, immobile, on le dirait coulé dans un bloc de suif : il est impossible de savoir où est son fond. Les culs-de-sac sont mous, œdématiés, proéminent dans le vagin.

Le doigt qui explore a une sensation de mollesse et de fausse rénitence. La base des ligaments larges est épaissie, infiltrée.

Les annexes sont enfouies au milieu des exsudats qui ont défoncé les culs-de-sac et il est souvent impossible de les sentir.

Tout au plus peut-on les deviner à certaine sensation de *dureté* ou de fluctuation qui bien souvent est trompeuse.

Dans certains cas la *masse annexielle* est nettement

sentie : et il est possible de la rattacher à la tumeur abdominale perçue par la palpation.

Pendant sa crise la malade perd souvent du sang. Somme toute, l'aspect de la crise et de l'examen de la malade ne peuvent pas beaucoup éclairer le diagnostic : C'est une poussée de pelvi-péritonite autour d'annexes suppurées et le toucher ne peut séparer ce qui revient à l'ovaire de ce qui appartient à l'infiltration du ligament large, à la péritonite séreuse, à la cellulite pelvienne.

La crise peut durer huit à dix jours, quelquefois davantage, puis tout se calme, les exsudats se résorbent : et la malade peut se considérer comme en partie guérie.

2^0 **En dehors de la crise.** — I. — Signes fonctionnels. — La malade, atteinte d'ovarite suppurée, sortant d'une crise aiguë, ou n'en ayant pas eu, vient consulter pour trois raisons :

Elle souffre.

Elle perd.

Elle maigrit.

A) *Douleurs.* — Les douleurs sont fréquentes au cours de l'ovarite suppurée : *douleurs lancinantes* dans un des côtés du ventre, s'exagérant le soir à certaines heures, calmées par le repos, augmentées par la marche, la fatigue. *Sensation de pesanteur* dans le bas-ventre et dans les reins. *Coliques* assez fortes, tourmentant la malade et non suivies d'évacuation.

Ces sensations douloureuses s'exagèrent aux approches des époques menstruelles, et c'est à ce moment-là qu'on peut voir éclater la grande crise que nous venons de décrire.

Les irradiations de la douleur dans les suppurations de l'ovaire sont intéressantes à étudier :

On note des irradiations dans les reins, dans le côté du thorax correspondant à la lésion, voire même dans l'aisselle. Mais plus nombreuses sont les irradiations vers les membres inférieurs.

Dans une observation nous trouvons presque entièrement décrite la *névralgie lombo-abdominale* avec son point pubien, son point inguinal, son point iliaque (fémoro-cutané).

La douleur s'irradie souvent dans la cuisse, simulant la névralgie crurale, plus rarement la névralgie sciatique. La douleur dans un cas était périodique et revenait à 4 heures et à 7 heures du soir.

Certaines malades ont eu, au niveau de leurs articulations du genou et de la hanche, de véritables douleurs qui ont fait penser au rhumatisme.

Enfin, la miction est fréquemment douloureuse, et M. Legueu nous citait une malade atteinte d'ovarite suppurée qui ne présentait que ce seul symptôme.

B) *Écoulements.* — Dans presque toutes les lésions de l'ovaire, les écoulements sanguins sont très fréquents. Nous les retrouvons dans les suppurations ovariennes.

Bien peu de malades n'ont pas eu de pertes de sang pendant l'évolution de leur maladie.

Pertes rousses qui durent pendant des mois seules, ou qui apparaissent immédiatement après les règles et les continuent pendant quelques jours.

Règles qui durent huit, quinze jours et même davantage.

Règles qui durent le temps normal, mais qui reviennent tous les quinze ou vingt jours.

Écoulements de sang dans l'intervalle des règles, huit, dix et quinze jours tous les mois.

Enfin écoulement de sang continu ; les règles n'existent plus ; la malade est tout le temps dans le sang.

Ces écoulements sanguins ont ceci de particulier qu'ils apparaissent souvent sans cause appréciable, durent quelques semaines, quelques mois et même davantage, puis disparaissent pour réapparaître quelques années plus tard sans que rien ne les annonce.

Dans plusieurs observations, l'écoulement sanguin a commencé avec l'accouchement qui a été le point de départ de l'infection et n'a cessé qu'après l'ablation de la poche ovarienne.

A côté de ces écoulements sanguins on trouve notés :

Des pertes blanches abondantes ;

Des écoulements muco-purulents ;

Des écoulements franchement purulents : pus verdâtre, épais, abondant surtout au moment des crises douloureuses ;

Des écoulements hydrorrhéiques, abondants, contraignant la malade à se garnir.

Dans quelques observations les écoulements hydrorrhéiques étaient très fétides.

C) *État général.* — La malade atteinte d'ovarite suppurée a presque toujours le facies tiré, amaigri, jaunâtre ; ses yeux sont cernés ; elle a l'air fatiguée.

Elle a perdu de son poids souvent dans de grandes proportions (15 kilog. en deux ans, d'après une observation) ; c'est toujours depuis un certain nombre d'années qu'elle maigrit et jamais elle n'a pu reprendre le dessus. L'appétit est perdu. Elle devient nerveuse, irritable ; elle ne peut se livrer à aucune occupation, à aucun travail : elle n'est bien nulle part ; c'est une infirme. Ce sont des considérations qu'il ne faudra pas perdre de vue quand il s'agira par exemple de diagnostiquer un fibrome d'avec une ovarite suppurée.

Différents éléments entrent en ligne de compte quand il s'agit d'expliquer ce mauvais état général qu'on trouve chez presque toutes les femmes atteintes d'ovarite suppurée : les pertes de sang, la dyspepsie qui suit de près les troubles nerveux que nous avons signalés ; la fièvre qui, bien que peu accentuée, n'en contribue pas moins à l'*affaissement général*.

Mais les deux grandes causes de ces désordres dans la santé de la femme, c'est d'abord la virulence du pus et ensuite l'*auto-intoxication* qui résulte de la déviation et même de la suppression de la *fonction ovarienne*.

Une femme peut avoir toutes les apparences de la santé, même avec une ovarite suppurée dans le ventre. Nous citons des cas où l'examen génital fut fait presque fortuitement et où l'on découvrit une poche suppurée de l'ovaire alors que l'état général de la malade était excellent et que rien ne permettait de supposer une suppuration des annexes.

Mais lorsque la poche s'infecte, lorsque le pus devient virulent soit au contact de l'intestin, soit par toute autre cause, alors la santé de la femme s'altère : elle maigrit, elle jaunit et à l'opération on trouve une poche remplie d'un pus trouble, horriblement fétide.

L'autre cause qui peut exister seule, mais qui souvent s'ajoute à la première, c'est l'auto-intoxication par insuffisance de la *fonction ovarienne*.

On sait que, depuis les travaux de Prenant et les recherches chimiques de Guérin, toutes les fois que pour une raison quelconque la sécrétion interne de l'ovaire cesse de s'exercer, il y a des toxines qui ne sont plus détruites par le ferment soluble de cette sécrétion : d'où auto-intoxication.

On a cité des cas de chlorose aiguë liée à l'existence d'une ovarite aiguë. L'ovarite chronique doit produire des effets analogues, et il n'en faut pas davantage avec la virulence du pus pour expliquer l'atteinte portée à la santé générale par l'ovarite suppurée.

II. — Signes physiques. — Quand on *palpe* l'abdomen d'une femme atteinte d'ovarite suppurée quelquefois on ne trouve rien, la plupart du temps on découvre une *tumeur* occupant une fosse iliaque, remontant plus ou moins haut dans l'abdomen, au-dessus de l'arcade de Fallope, atteignant l'ombilic et quelquefois le dépassant, franchissant la ligne médiane pour passer du côté opposé, tumeur qui présente trois caractères :

Elle est *dure ;*

indent *indolente ;*

indent *régulière.*

Nous y ajouterons bientôt un quatrième caractère : elle est *indépendante de l'utérus.*

Sa dureté est réelle et ils ne se comptent plus les cas où des gens très expérimentés ont pris pour du fibrome ce qui n'était en réalité qu'une poche ovarienne suppurée.

Dans des cas moins typiques, on a une sensation de rénitence très marquée : sensation d'une poche à parois très épaissies et renfermant du liquide. La fluctuation franche, nette, comme on la trouve dans beaucoup de kystes de l'ovaire, existe quelquefois. Mais elle est rare. La *palpation* n'est pas douloureuse.

A la *percussion* la tumeur ovarienne est mate.

Au *toucher* combiné avec le palper abdominal, on trouve le col utérin souvent mou, infiltré de petits kystes, un utérus gros, repoussé dans un côté du bassin par une masse qui occupe l'autre côté.

Cette masse, on la trouve affleurant le cul-de-sac correspondant, souvent haut située, descendant quelquefois dans le cul-de-sac postérieur. On peut la circonscrire avec la main abdominale et le doigt qui explore, et en évaluer le volume en se souvenant qu'elle est toujours plus petite qu'elle ne paraît. La poche est régulière et ses parois extérieures semblent lisses.

Dans les cas typiques, on sent une poche à parois épaisses dans laquelle il y a du liquide : cette sensation de « *dureté qui cède* » est caractéristique des poches ovariennes *suppurées*.

Elle est difficile à définir, mais elle existe et quand on sait la trouver, elle aide beaucoup au diagnostic.

Quelquefois on a une sensation de fluctuation très nette.

Un autre caractère important, c'est que la tumeur est indépendante de l'utérus. Entre les deux organes existe un sillon dans lequel le doigt s'enfonce et les mouvements que l'on communique à la tumeur ovarienne ne se transmettent pas à l'utérus.

Dans la plupart des cas les organes semblent jouer librement les uns sur les autres.

L'utérus est mobile ; la poche ovarienne semble également être libre d'adhérences.

L'examen n'est pas douloureux.

Ce tableau un peu schématique répond au plus grand nombre de cas qu'il nous a été donné d'observer.

Nous ne citerons que pour mémoire les observations où la poche ovarienne, collée contre l'utérus, semblait faire partie de la matrice ou encore être contenue dans un dédoublement du ligament large, et celles où des poussées de périmétrite ancienne et de pelvi-péritonite avaient immobilisé les différents organes du petit bassin et où il était plus difficile de préciser les différentes sensations que nous avons décrites.

A la partie antérieure de la tumeur ovarienne, le doigt qui explore sent parfois un cordon dur, fibreux qui serpente à la base : c'est la trompe augmentée de volume, et souvent douloureuse alors que le reste de la masse ne l'est nullement.

Ce que nous venons de dire de l'ovarite suppurée prouve qu'elle a des symptômes et des signes à elle, qui permettent de la reconnaître et d'en faire le diagnostic. Mais ce qui est également bien à elle, c'est sa manière d'évoluer.

CHAPITRE III

Marche. — Durée. — Terminaison

L'ovarite suppurée est presque toujours le résultat d'une infection obstétricale.

A la suite d'un accouchement laborieux ou non, la malade a eu quelques poussées fébriles, quelques douleurs dans le ventre ; elle a commencé à perdre en rouge ou en blanc ; un médecin a été appelé ; il a diagnostiqué métrite : quelques pansements intra-utérins ou un petit curettage, et la malade a pu se lever un mois, deux mois ou trois mois après son accouchement.

Pendant des années, dix ans et même davantage l'état général est resté excellent ; la malade vit de la vie de tout le monde (il y en a une dans nos observations qui faisait de la bicyclette) : rien ne rappelle l'infection dont son utérus fut le siège (ni métrorrhagies, ni pertes blanches, ni douleurs).

A un moment donné, sans aucune raison, brusquement, éclate une crise aiguë, effroyablement douloureuse, que rien ne faisait prévoir.

On examine la malade et on y trouve une ovarite suppurée. La crise se calme, la malade renaît à la santé pendant un temps plus ou moins long jusqu'à ce qu'une nouvelle crise revienne.

Voilà un *premier mode* d'évolution de l'ovarite suppurée, et c'est le plus fréquent.

Un *second mode* est le suivant :

Infection obstétricale éloignée.

Pendant longtemps la malade jouit d'une santé parfaite; puis tout à coup sans aucune raison elle commence à souffrir dans le ventre de douleurs qui deviennent de plus en plus intolérables.

En même temps elle maigrit, perd l'appétit et a de la fièvre. Ce n'est pas le début dramatique de tout à l'heure : c'est un début insidieux qui fait souvent errer le diagnostic quand on ne prend pas le soin de faire l'examen génital.

Une crise aiguë vient souvent mettre le médecin sur le chemin de la lésion.

Enfin, il est un *troisième mode* d'évolution moins fréquent; c'est le suivant :

A la suite d'une infection obstétricale, la malade ne s'est jamais bien remise. Elle continue à perdre et à souffrir; sa santé générale s'altère progressivement : survient une crise aiguë, qui une fois apaisée laisse la malade plus souffrante, plus affaiblie ; les crises se succèdent plus fréquentes, plus douloureuses et il n'est pas rare de voir la malade venir se faire opérer quand elle a atteint les dernières limites de la cachexie.

Nous pouvons résumer ainsi ce que nous venons de dire de l'évolution de l'ovarite suppurée :

L'ovarite suppurée est une maladie à évolution fort longue. Elle débute souvent *brusquement*, très longtemps après l'accouchement qui en a été la cause.

Elle révèle sa présence par des crises s'échelonnant parfois sur une très longue période : et dans l'intervalle de ces crises, rien ne fait soupçonner la lésion ovarienne.

CHAPITRE IV

Formes anormales de l'ovarite suppurée.

Nous avons décrit la forme normale avec ses symptômes (douleurs, pertes) et sa marche si particulière.

Mais il est des cas où la physionomie clinique de l'affection est totalement changée soit par suite de la prédominance d'un symptôme, soit par suite de l'absence à peu près complète de tout symptôme génital.

Ce sont ces cas que nous allons exquisser rapidement :

A) **Forme névralgique.** — La malade durant de longues années a été soignée soit pour des douleurs sciatiques, soit pour des douleurs lombo-abdominales ou crurales. Elle perd un peu en blanc, elle a quelques douleurs dans le ventre au moment de ses règles. La santé générale est bonne. Le médecin a vu que les douleurs revenaient périodiquement, et a donné de l'antipyrine ou du sulfate de quinine.

A un moment donné, survient une crise un peu plus forte, accompagnée de pertes et de douleurs mieux localisées. On examine la malade et on trouve une ovarite suppurée.

B) **Forme pseudo-rhumatismale.** — Dans cette forme

il n'y a à peu près que des douleurs dans la hanche et le genou qui immobilisent la malade et font penser au rhumatisme. Dans deux cas le salicylate de soude a été administré sans résultat.

Ce n'est que plus tard que l'ovarite suppurée fut reconnue.

C) **Forme hémorrhagique.** — Elle est plus fréquente que les précédentes. Pendant de longues années, la malade n'a comme unique symptôme de sa lésion ovarienne que des hémorrhagies qui apparaissent sans cause et disparaissent de même. Pas de douleurs.

On fait des pansements utérins, voire même un curettage; l'hémorrhagie cesse quelques mois puis reparaît. Un beau jour on examine sérieusement la malade et on trouve une ovarite suppurée.

D) **Forme cachectique.** — Cette forme est plus rare, mais peut cependant se rencontrer : la malade maigrit, s'affaiblit, ne souffre pas, perd peu. On pense au néoplasme. S'il survient quelques poussés fébriles, le diagnostic de tuberculose vient immédiatement à l'esprit. Dans un cas on a diagnostiqué fièvre typhoïde anormale.

Un examen sérieux seul a pu mettre sur le chemin du diagnostic.

CHAPITRE V

Étiologie. — Pathogénie.

M. Bouilly a très bien résumé l'opinion que l'on doit se faire à ce sujet : « Dans des cas exceptionnels l'ovaire peut être suppuré sans qu'il y ait salpingite. Il semble donc y avoir eu une ovarite primitive. Cette suppuration ovarienne semble surtout se produire dans les cas d'infection puerpérale aiguë ou subaiguë par la voie des lymphatiques utérins passant à travers le ligament large et en connexion intime avec l'ovaire : la muqueuse tubaire est respectée et il n'y a pas de salpingite concomitante. »

Dans les antécédents de la plupart de nos malades on note une infection à la suite d'un accouchement. La malade et restée couchée plus longtemps qu'à l'ordinaire. Elle a eu de la fièvre, quelques douleurs dans le ventre, des pertes, et souvent le médecin a été forcé d'intervenir. Souvent également il y a eu une déchirure du col. L'infection partie du col, comment a-t-elle gagné l'ovaire ?

Pour MM. Quénu, Trélat, Terrillon, l'inflammation qui a débuté au niveau de la muqueuse du col gagne de place en place le corps de l'utérus, la muqueuse de la trompe et enfin l'ovaire et le péritoine.

Pour MM. Lucas-Championnière et Bouilly, dans ces cas d'ovarite suppurée, il faut admettre une lymphangite portant sur les gros vaisseaux qui, nés de la région du col, viennent ramper sur le pourtour de la trompe et s'abouchent à ce niveau avec les vaisseaux provenant de l'ovaire.

L'inflammation des lymphatiques détermine par la contiguïté l'inflammation secondaire de la trompe et de l'ovaire.

Cette opinion, qui nous semble la bonne, explique :

L'intégrité de la trompe qu'on trouve signalée dans un certain nombre d'observations ;

Les lésions pariétales salpingiennes que nous avons décrites et qui coexistent souvent avec une intégrité complète de la muqueuse tubaire ;

Les lésions que l'on observe dans le ligament large : son épaississement, son infiltration ; les abcès lymphangitiques que l'on y peut rencontrer et la congestion de ses vaisseaux.

M. Souligoux a publié en juin 1890 (*Société anatomique*) une observation bien intéressante à cet égard : chez une femme morte d'infection puerpérale, il a trouvé à l'autopsie un ovaire suppuré, une trompe saine et des ganglions lombaires suppurés au voisinage de la veine cave inférieure ; il était facile de suivre le chemin qu'avait pris l'infection.

CHAPITRE VI

Diagnostic. — Pronostic. — Traitement.

Diagnostic. — Le diagnostic en gynécologie est une affaire de longue expérience.

On peut décrire complètement une maladie, en donner tous les signes, la distinguer de tout ce qui n'est pas elle, sans pour cela fournir au praticien les éléments d'un diagnostic sûr. Il y a là, plus que partout ailleurs, une question d'habitude, de chose vue et sentie, d'impression, qui échappe à toute description.

Ainsi, l'ovarite suppurée nous semble bien caractérisée, au point de vue clinique, par son évolution si spéciale : crise survenant en pleine santé, ne laissant aucune trace, puis reparaissant longtemps après; par les symptômes qui la révèlent : douleurs, pertes, amaigrissement ; par les signes fournis par le palper et le toucher (tumeur dure, indolente, régulière, distincte de l'utérus).

Et cependant on la confondra avec toutes les tumeurs du petit bassin et de la partie inférieure de l'abdomen.

Si l'évolution de l'ovarite suppurée se fait sans bruit, sans beaucoup de douleurs, on pensera surtout à un fibrome utérin, quelquefois à un kyste de l'ovaire ou à une tumeur solide *de l'ovaire*.

Y a-t-il de la fièvre avec douleur et réaction péritonéale ? Alors c'est le fibrome tordu, fibrome avec annexite, kyste de l'ovaire avec phénomènes inflammatoires dans son intérieur ou en dehors de lui.

C'est l'hématocèle, c'est l'appendicite, etc., etc.

Toutes les suppurations génitales y passent; toutes les complications des tumeurs génitales sont passées en revue et finalement on fait un faux diagnostic. Il faut penser à l'ovarite suppurée toutes les fois qu'on examine un petit bassin.

Il ne faut pas oublier qu'il y a des poussées de pelvi-péritonite et de cellulite pelvienne qui simulent, à s'y méprendre, une grosse tumeur annexielle.

L'orage se calme et on est tout étonné de trouver des culs-de-sac souples et libres avec des annexes peu ou point augmentés de volume.

A notre avis on peut, avec une certaine habitude, faire le diagnostic de l'ovarite suppurée d'avec la salpingite suppurée.

D'abord souvent, on sent la trompe qui serpente au-devant de la tumeur.

En outre, la tumeur ovarienne est régulière, indolente, distincte de l'utérus.

Les lésions salpingiennes en général sont plus doulou-reuses : la trompe est allongée, contournée et il est plus difficile de l'isoler du corps utérin.

Les métrorrhagies sont rares dans la salpingite, com-munes dans l'ovarite.

La trompe suppurée n'a pas cette sensation de dureté que donne l'ovaire.

Enfin l'évolution des deux maladies est bien différente :

La salpingite évolue plus rapidement : la malade souffre continuellement et on ne voit pas, entre deux crises, ces périodes de retour à la santé que l'on observe dans l'ovarite.

Ajoutons que les douleurs irradiées dans la jambe et la cuisse sont plus fréquentes dans l'ovarite.

Quant aux formes anormales, il faut les connaître pour savoir les dépister.

Nous n'en dirons pas autre chose.

Pronostic. — L'ovarite suppurée guérit rarement seule ; on a noté plusieurs fois l'ouverture de l'abcès dans l'intestin, mais l'intervention fut quand même nécessaire.

A part les cas exceptionnels où les malades arrivent affaiblies, anémiées, cachectiques, on peut dire que le pronostic de l'ovarite suppurée est celui de l'intervention, c'est-à-dire bon.

Seule la septicité du pus a pu causer quelques désastres. Mais ces cas sont rares, et on peut admettre actuellement que toute opération d'ovarite suppurée par un chirurgien propre et adroit doit guérir.

Traitement. — Nous dirons deux mots seulement du traitement.

L'opération de choix, c'est la laparotomie en plan incliné.

Incision de la paroi. Garniture du ventre avec des compresses. Isolement de la poche. Ponction. Décortication de la poche. Pédiculisation. Ablation. Drainage.

L'hystérectomie vaginale est peu indiquée à cause du siège élevé des lésions et de leur unilatéralité.

OBSERVATIONS

Obs. I (Dr Bouilly). — *Volumineuse ovarite suppurée.*
Laparotomie. Guérison.

Mme L..., 37 ans, entrée le 31 octobre 1897, rue Blomet.

Cette dame, petite mais forte, bien constituée, sans antécédents pathologiques, n'ayant eu qu'un accouchement il y a 7 ans, fait appeler le Dr Bouilly à la fin de 1896, à la fin d'une métrorrhagie accompagnée de douleurs abdominales. On constate une tuméfaction remontant jusqu'à trois travers de doigt au-dessous de l'ombilic ayant tous les caractères d'un fibrome.

On diagnostique fibrome de moyen volume avec poussée récente de paramétrite par infection utérine. Repos. Injections antiseptiques, surveillance de l'évolution du fibrome.

On revoit la malade en mars 1897, en parfait état, sans aucun incident ni de douleurs ni de pertes. La tuméfaction n'a nullement augmenté, elle est tout à fait indolente. La malade part en avril à la campagne et y passe tout l'été, vivant de la vie de tout le monde, sans aucune douleur ni fatigue, avec des règles régulières et non exagérées.

En faisant une course en voiture, elle est prise subitement en pleine santé de douleurs de ventre extrêmement violentes qui la forcent à rester où elle était allée en déplacement et ne lui permettent de rentrer chez elle que deux jours après.

En même temps que la douleur, se déclarent de la fièvre et des vomissements qui n'ont depuis jamais cessé. La malade fait à partir de ce moment une véritable crise subaiguë péritonéale. Elle rentre à Paris le 28 octobre sans avoir quitté le lit un seul instant.

M. Bouilly la revoit le 29 ; facies très amaigri, un peu jaune, amaigrissement général, mais la malade est encore grasse ; nausées et vomissements continuels.

Douleurs abdominales, surtout par les mouvements. Température du soir 38°,5-39°. Le ventre est très augmenté de volume ; la tuméfaction, qui était en mars à trois travers de doigt au-dessous de l'ombilic, est maintenant à quatre travers de doigt au-dessus et déborde largement dans les deux fosses iliaques.

La tumeur est ferme, résistante, élastique, non fluctuante ; elle est plutôt rénitente, elle est fixe et immobilisée, douloureuse en haut et à droite, un peu sensible partout.

Au toucher, le col est sain, le corps utérin paraît situé en arrière et à gauche de la tuméfaction, celle-ci n'est pas sentie dans les culs-de-sac.

Dans le cul-de-sac antéro-latéral droit on perçoit une petite masse du volume d'une grosse noix comme appendue à la face antérieure de l'utérus, rénitente, très douloureuse.

La tuméfaction est mate en avant, entourée de sonorité sur les côtés et en haut ; le diagnostic est difficile. Fibrome en voie d'accroissement avec complication d'annexite suppurée? Kyste tordu? Fibrome tordu? L'hystéromètre n'indique que 7 centim. de cavité.

Les règles, qui étaient terminées depuis quelques jours au moment de la crise du 7 septembre, ont reparu le 10 septembre et n'ont pas reparu en octobre.

Complication de grossesse dans un utérus fibromateux? On s'arrête peu à cette dernière hypothèse. En tout cas, il n'y a pas de doutes sur la nécessité d'intervenir.

Laparotomie. — Le 4 novembre 1897, incision jusqu'à l'ombilic depuis le pubis. On tombe sur une masse d'apparence charnue et vasculaire, comme un fibrome confondu en bas avec le fond utérin, non entourée d'adhérences sur ses parties latérales ni supérieures. Ponction avec aspiration. Un litre un quart de pus bien lié, très fétide, ayant l'odeur d'un abcès très voisin de l'intestin. On se met en devoir d'isoler la poche ; celle-ci est extrêmement adhérente dans le bassin aux anses intestinales ; la décortication est faite assez péniblement au doigt et avec la compresse ; durant ces manœuvres, la

poche se déchire et une certaine quantité de pus tombe dans le
ventre ; mais celui-ci est bien protégé par des compresses. La poche
adhère aussi très fort, en avant, à la face postérieure du ligament
large droit ; elle en est isolée, et le bord supérieur et externe du
ligament est sectionné ; après préhension dans une pince toute la
poche peut se trouver pédiculisée et ne tient plus à l'utérus que
par la trompe sclérosée et très augmentée de volume. Ligature au
catgut, section au thermocautère.

Du côté gauche les annexes sont enlevées également ; la trompe,
grosse comme le pouce, est atteinte de salpingite catarrho-interstitielle.

Catgut sur une partie du ligament large sectionné et sur la
trompe. Tout le bord supérieur du ligament large droit, ouvert, est
fermé par un surjet au catgut de manière à ce qu'il ne reste pas de
surface cruentée.

L'utérus est peu augmenté de volume : il est bourré dans son
fond de petits fibromes, dont deux siègent exactement dans le fond,
dans la traverse du canal de la trompe à droite et à gauche. Il en
existe également un sous-péritonéal gros comme une bille à la face
postérieure de l'utérus. L'hémostase est parfaite. Toilette de la
cavité péritonéale, drainage du cul-de-sac de Douglas jusqu'à la
partie inférieure de l'incision abdominale. Suture musculo-apo-
névrotique et péritonéale au catgut. Suture de la peau aux crins
de Florence. Durée, une heure.

Les lésions sont : 1° Un gros ovaire droit transformé en une
poche de un centimètre environ d'épaisseur, tomenteux et mame-
lonné à sa face interne, volumineuse ovarite suppurée d'un litre
un quart de contenance.

2° Une grosse trompe intimement unie à la face antérieure de
cet ovaire, avec lequel elle est confondue et tout à fait fusionnée.
Grosse comme un œuf de pigeon allongé, ayant les parois fibreuses
très épaisses sclérosées près de l'utérus où il n'y a plus de canal
tubulaire, fermée au niveau du pavillon par disparition des franges,
et transformation des parois en un tissu dur, scléreux, lardacé ;
entre ces deux portions utérines et abdominales se trouve une cavité

située dans la portion moyenne de la trompe, dilatée, d'une longueur d'environ deux centimètres et demi, tapissée par la muqueuse tubaire, sans liquide ni pus dans son intérieur. Les lésions de la trompe sont surtout scléreuses et pariétales, elles sont beaucoup moins marquées que celles de l'ovaire correspondant.

A gauche. La trompe, du volume environ du doigt, est atteinte de salpingite catarrho-interstitielle.

L'examen bactériologique a démontré la présence d'une culture pure de coli-bacille dans le pus de l'ovaire.

Suites excellentes, Guérison.

Obs. II (Dr Bouilly). — *Ovarite bilatérale. Suppurée à gauche, kystique simple à droite. Hystérectomie vaginale. Ablation des annexes. (Juillet 1898.)*

Mme R..., 24 ans, à la suite d'une couche, il y a quatre ans, a été prise d'accidents fébriles post-puerpéraux qui l'ont laissée au lit pendant six mois et depuis laquelle elle n'a jamais repris sa santé ; elle a toujours plus ou moins souffert du ventre ; deux fois par an en moyenne, elle est obligée de se mettre au lit à cause des douleurs qui durent 15 jours à 1 mois en moyenne. Elle a été soignée de toutes façons sans succès ; depuis le 10 mai 1898, elle a été prise d'une crise plus violente que les autres et depuis cette époque jusqu'à maintenant elle n'a plus quitté le lit ; cette crise a eu pendant les premiers temps les caractères d'une poussée péritonéale subaiguë, actuellement elle ne consiste plus que dans des douleurs sans fièvre : on voit la malade pour la première fois le 8 juillet. C'est une jeune femme grande, pâle, très anémiée et amaigrie, bien qu'elle présente encore un certain embonpoint ; elle aurait, paraît-il, perdu 15 kilog. depuis deux ans environ.

L'inspection et la palpation du ventre ne révèlent rien, sauf un peu de douleur provoquée dans la fosse iliaque gauche. La malade assure qu'elle a tout aussi souvent souffert à droite qu'à gauche.

Au toucher, on trouve dans le cul-de-sac latéral gauche une grosse masse fluctuante du volume environ du poing, paraissant développée dans le ligament large gauche, ou lui étant tout à fait adjacente. Cette grosseur, régulière, est très facilement fluctuante et peu douloureuse.

A droite, à bout de doigt on arrive à percevoir l'ovaire droit peu accessible, mais que l'on sait cependant augmenté de volume et fixé ; il est certain qu'il est également malade.

L'utérus est un peu gros, sensible, et facile à isoler et à mobiliser. Les règles sont restées régulières sans exagération ni douleurs marquées.

Il n'y a pas actuellement de leucorrhée abondante. L'indication est formelle de débarrasser cette malade des organes lésés qu'elle porte depuis longtemps et qui sont la cause de ces poussées inflammatoires récidivantes.

Pour le côté gauche où il existe une volumineuse collection il n'y a aucune hésitation.

Le doute est permis pour le côté droit où les lésions sont peu accentuées et difficilement accessibles.

Cependant, si on tient compte des douleurs éprouvées par la malade de ce côté et de la constatation bien nette des poussées inflammatoires ayant eu lieu à plusieurs reprises de ce côté, il est indispensable d'en faire également le sacrifice.

L'opération de choix sera donc l'hystérectomie vaginale avec ablation bilatérale des annexes.

Opération le 9 juillet 1898.

Hystérectomie vaginale. — L'utérus est gros et haut fixé, après sa section médiane antéro-postérieure il doit être morcelé en deux ou trois morceaux pour être amené à l'extérieur. Quand il est amené à la vulve il est facile de se convaincre que les annexes gauches représentent une grande poche fluctuante qu'il sera impossible de faire sortir sans la réduire.

Les annexes droites s'amènent au contraire facilement derrière l'utérus ; il est donc plus simple de commencer par l'ablation des annexes droites.

Le ligament large droit et les annexes sont saisis comme à l'habitude avec deux pinces et sectionnés ; l'utérus ne tient plus que par le ligament large gauche, et derrière ce ligament on aperçoit une grosse tumeur d'apparence kystique, blanchâtre et nacrée à son extérieur comme un kyste de l'ovaire.

Avant toute autre manœuvre et sans chercher à l'abaisser, cette tumeur est ponctionnée avec un trocart de l'appareil Potain sans aspiration. Il s'écoule un pus épais crémeux, puis un peu plus clair et séreux; on peut en évaluer la quantité à 300 grammes. Ce pus est sans fétidité. Lavage soigné de la vulve et du vagin au sublimé. L'utérus est enlevé après pincement du ligament large gauche.

La poche, vidée, est saisie avec une pince à kyste, puis avec les doigts, elle se décolle facilement et s'amène en totalité au dehors après s'être déchirée en un point, elle est complètement évacuée. La tranche vaginale ne saigne pas. Quatre pinces en tout. Tamponnement vaginal à la gaze iodoformée.

L'opération est simple et facile, elle a pu servir à la démonstration des manœuvres prudentes et utiles que l'on peut faire par la voie vaginale, quand on en a l'habitude : Recherche et découverte facile des lésions. Ponction d'une poche suppurée, évacuation complète de cette poche. Ablation radicale des organes malades. Le tout en passant pour ainsi dire dans le vagin et en dehors du péritoine.

Examen des pièces. — La grosse poche de gauche c'est l'ovaire gauche suppuré en totalité, transformé en une poche à parois lisses et régulières, peu adhérente à sa face externe. La trompe est rouge, congestionnée, non altérée.

A droite. L'ovaire est gros comme un petit œuf de pigeon absolument polykystique, la trompe est vascularisée, non augmentée de volume; les lésions sont exclusivement ovariennes, comme après les infections post-puerpérales où l'infection s'est faite par la voie lymphatique et péritonéale.

L'utérus est très augmenté de volume, ses parois ont le double environ de l'épaisseur normale, elles sont dures, fermes et résistantes à la coupe, atteintes de métrite parenchymateuse corporelle.

Le péritoine utérin est très rouge, vascularisé dans le fond de

l'organe et surtout à sa face postérieure et dans le cul-de-sac recto-
utérin où il présente une rougeur vive et uniforme.

Suites normales. Guérison.

Obs. III (D'r Bouilly). — *Ovarite droite suppurée. Ouverture
dans l'intestin. Salpingite droite ancienne. Laparotomie.
Guérison.*

M'me S..., de Nevers, âgée de 36 ans, est une femme brune,
sèche, mais bien prise et bien constituée, n'ayant jamais eu d'autre
maladie qu'une affection abdominale, vague et indéterminée, dont
elle souffrit pendant six mois, il y a une dizaine d'années, avant
son mariage. Elle consulta à ce moment le D'r Bouchut qui ne fit
ni examen ni diagnostic, et se contenta de la renvoyer à la campagne.

Depuis six ans elle est mariée ; elle s'est toujours bien portée,
n'a jamais eu de grossesse, a toujours présenté des règles régulières, et n'a eu aucun symptôme abdominal pouvant faire penser
à une lésion génitale quelconque. Elle pouvait vivre d'une vie active
et faisait même de la bicyclette avec ardeur.

Tout à coup, il y a deux mois, quelques jours après ses règles
d'octobre, elle éprouva quelques douleurs dans le ventre ayant
surtout le caractère de coliques et commença à rendre du pus par
les garde-robes à partir de ce moment, et bien vite la santé générale s'altéra, l'appétit fut perdu et la malade resta au lit et à la
chambre tout à fait languissante.

L'émission du pus n'a, pour ainsi dire, jamais cessé ; elle a été
assez abondante pour que le pus ait été recueili et envoyé à Paris
à M. Renault, chef de clinique, qui en constata les caractères et
y reconnut toute une variété d'éléments microbiens. Celui-ci se ren-
dit à Nevers, examina la malade, constata la présence d'une lésion
péri-utérine et il fut décidé qu'elle me serait envoyée à Paris. Elle
y arrriva, le 13 décembre, à la maison de santé de la rue Blomet.

La malade a un teint gris jaunâtre ; elle a la langue sale, une inap-
pétence absolue ; il n'y a pas de fièvre, il n'y en a jamais eu, de

même qu'il n'y a jamais eu de vraies douleurs abdominales. L'évacuation purulente continue toujours plus ou moins abondante cha-
que jour. Il n'y a de la douleur et de la fièvre que si l'on donne un
lavement ou un purgatif.

Le ventre est plat, indolent ; au toucher le col est mou, infiltré de
quelques kystes ; la malade dit qu'elle n'a jamais eu de leucorrhée.
Sur le bord droit de l'utérus, dans le cul-de-sac postéro-latéral, il
est facile de délimiter par le toucher et le palper une tuméfaction
du volume d'une grosse mandarine, très nettement fluctuante, adhérente au bord droit de la matrice non mobile, non entourée de tissus
épaissis ni indurés ; la palpation en est peu douloureuse.

L'utérus est facile à isoler et à délimiter ; il est en bonne attitude.
Du côté gauche on ne sent rien, et la malade n'y a jamais éprouvé
de douleurs.

Le diagnostic me paraît clair : ovarite droite suppurée ; peut-être
petit kyste dermoïde de l'ovaire droit suppuré. En tout cas, la
collection est ouverte dans l'intestin ; il n'y a aucun doute sur la
nécessité de faire l'ablation de cette collection et de la poche qui
la contient par la laparotomie.

Opération, le 16 décembre. — Plan incliné, laparotomie médiane
On découvre très facilement une poche du volume d'une mandarine, incluse en avant et à sa face supérieure par le ligament large
droit. Aspiration d'environ 150 centim. cubes de pus jaunâtre bien
lié, horriblement fétide. La poche est décortiquée et se rompt,
mais elle est enlevée en totalité et pédiculisée ; suture au catgut
du ligament infundibulo-pelvien, suture du pédicule et d'un point
du ligament large.

Il reste à la suite de l'ablation une cavité très profonde allant
jusque dans le Douglas, dans laquelle on n'aperçoit pas d'apparence de communication avec l'intestin. Section au thermocautère.

Les annexes gauches ne sont pas augmentées de volume, mais
au toucher on sent par places la trompe dure, noueuse et bosselée.
La malade n'en ayant jamais souffert et les lésions paraissant
anciennes, les annexes gauches sont laissées.

Drainage avec un gros drain et tamponnement de la cavité avec une bande de gaze iodoformée, de manière à isoler la masse intestinale du contact de cette cavité.

Opération simple. Durée, 25 minutes.

Les lésions sont: 1° L'ovaire dont les parois sont très augmentées de volume et qui est transformé en une poche suppurée. La paroi externe est lisse et d'apparence séreuse en arrière où elle était libre ; elle est irrégulière à sa face antérieure où elle était adhérente au ligament large et au bassin.

La face interne est irrégulière, tomenteuse, végétante, absolument tapissée de bourgeons charnus comme une vieille paroi d'abcès.

2° Sur l'ovaire serpente la trompe présentant deux bosselures jaunâtres du volume d'un pois situées dans l'épaisseur de la paroi tubaire, à environ un centim. et demi de l'insertion utérine. A la coupe ces bosselures se montrent formées par un ancien petit abcès tubaire dans lequel le pus est épais, caséeux, ayant perdu sa partie liquide.

Il s'agit de lésions anciennes qui existaient bien avant ces derniers mois où il existait quelques symptômes.

Les lésions étaient restées complètement latentes et indolentes ; il est probable qu'elles sont les mêmes dans la trompe gauche où existent des bosselures analogues à celles de la trompe droite. Les lésions de l'ovaire droit sont également très anciennes ; il est probable que ces lésions ont débuté il y a dix ans, au moment de cette affection abdominale vague et indéterminée qui a duré plus de six mois. Ces lésions se sont réchauffées dans ces derniers temps, probablement par l'introduction dans la suppuration de l'ovaire du coli-bacille, grâce aux adhérences qui unissaient cet ovaire aux parois du bassin et au rectum.

Il n'y a rien dans les antécédents qui puisse expliquer cette infection génitale.

Le mari n'a jamais eu la blennorrhagie et la femme n'a jamais présenté de leucorrhée évidente à aucune époque de sa vie.

Les suites de l'opération sont très simples.

Le 18 décembre. Le drainage est enlevé définitivement, une

légère pression sur le ventre ne donnant issue à aucun liquide par l'orifice du drain.

La malade retourne complètement guérie à Nevers le 10 janvier 1898. L'appétit est revenu et l'état général s'améliore à vue d'œil.

Obs. IV. (Résumée.) — *Ovarite suppurée gauche avec signes de sciatique. Laparotomie. Castration gauche. Guérison.*

Marguerite C..., 45 ans, entrée le 6 janvier 1899, salle Velpeau, n° 12.

En 1896, ménorrhagies qui continuent. Règles qui durent jusqu'à six semaines.

En 1898, douleurs dans les reins avec irradiation dans la cuisse gauche, gênant la marche et la station debout.

Entre en médecine où on fait le diagnostic de sciatique; puis, en gynécologie où, après examen, on diagnostique : kyste multiloculaire de l'ovaire gauche.

Examen : utérus volumineux, col gros. Lésions de métrite cervicale. Tuméfaction gauche, occupant la fosse iliaque gauche, remontant jusqu'à la crête iliaque gauche, distincte de l'utérus; dure, peu volumineuse.

Laparotomie. — Ovaire gauche suppuré, 200 gr. de pus. Ligament large épaissi, infiltré. Trompe gauche, très peu de lésions. Épaississement de la paroi, rien dans la cavité. Annexes droites saines. *Guérison.*

Obs. V. (Résumée.) — *Ovarite suppurée gauche. Ovaro-salpingite suppurée droite, forme névralgique. Hystérectomie vaginale. Guérison.*

Marie B..., âgée de 21 ans, entre le 12 juin 1895, salle Velpeau, n° 15.

En 1894, premier accouchement. Infection. Leucorrhée. Douleurs du ventre. Curettage.

En 1895, nouvelle crise de douleurs du ventre avec irradiations dans les reins et membre inférieur gauche.

Examen : les principaux symptômes accusés sont surtout des douleurs lombo-abdominales.

Il existe des points de névralgie lombo-abdominale gauche, un point pubien, un point inguinal et un point iliaque (fémoro-cutané).

Ce dernier, le plus douloureux de tous, explique les douleurs persistantes et insupportables que la malade éprouve dans la hanche gauche.

Au toucher, utérus immobilisé au milieu d'exsudats inflammatoires, empâtement diffus dans le cul-de-sac postérieur et dans les culs-de-sac latéraux (pachy-pelvi-péritonite autour d'annexes suppurées). Métrite du col.

Hystérectomie vaginale. — Ovarite suppurée gauche. Trompe gauche, salpingite interstitielle, petits kystes purulents dans sa paroi. Pyosalpinx droit. Ovaire criblé de petits kystes purulents, lésions de métrite (infection de l'ovaire gauche par la voie lymphatique et du droit par la trompe).

Obs. VI. (Résumée.) — *Ovarite suppurée gauche. Laparotomie.
Castration.*

Louise B..., 30 ans, entrée le 15 février 1897, salle Velpeau, lit n° 8.

En 1891, première couche, d'où date probablement l'infection.

En 1892. Souffre dans la fosse iliaque gauche. Reste six semaines au lit, commence à perdre du sang dans l'intervalle de ses règles. L'hémorrhagie dure quinze jours.

En 1894, nouvelle poussée aiguë qui se calme.

En 1897, nouvelle crise qui l'amène à l'hôpital.

Examen. — Empâtement douloureux dans la fosse iliaque gauche. Au toucher, masse volumineuse remontant à trois travers de doigt au-dessus de la symphyse, sur le côté gauche de l'utérus.

Laparotomie. — L'ovaire gauche, gros comme le poing, contient

— 42 —

liquide trouble, fétide. Trompe gauche saine. Annexes droites saines. *Guérison.*

Obs. VII. (Résumée.) — *Ovarite suppurée gauche (puerpérale).* *Ovaro-salpingite scléreuse droite. Laparotomie.*

Marie-Jeanne, 27 ans, entrée le 4 juillet 1889, salle Levret, n° 5.

En avril 1889, infection par fausse couche. Symptômes de métrite, douleurs, pertes.

En juillet 1889, entre à l'hôpital.

Examen. — Tumeur fluctuante gauche, grosse comme une tête de fœtus, pus s'échappant par orifice cervical.

Laparotomie. — Ovarite suppurée gauche, 600 gr. L'état de la trompe n'est pas signalé. A droite, petites annexes scléreuses. *Guérison.*

Obs. VIII. (Résumée.) — *Ovarite suppurée droite. Laparotomie. Guérison.*

Blanche H..., 31 ans, entrée le 2 juillet 1890, salle Velpeau, n° 17.

En 1880, infection matrimoniale cinq jours après mariage. Souffre. Perd en blanc. Signes de métrite. Santé bonne pendant quatre ans.

En 1885, premier accouchement; poussée de pelvi-péritonite qui s'apaise.

En 1885, deuxième accouchement; nouvelle poussée; depuis ce temps souffre et perd.

En 1890, nouvelle crise qui l'amène à l'hôpital : métrorrhagies, douleurs dans les jambes et aines droites, surtout au niveau des genoux. Fièvre. Amaigrissement.

Examen. — Empâtement à droite, remonte à six travers de doigt au-dessus de l'arcade crurale. Fluctuation, dureté de la poche, col déchiré, utérus fixe. Tumeur retrouvée dans le cul-de-sac *droit et fluctuante.*

Laparotomie. — Pièces :

Ovaire droit, 300 gr. pus verdâtre, épais, fétide.

Trompe droite, lésions interstitielles, peu de chose. Ligament large épaissi 3 à 6 millim., sillonné par des vaisseaux dilatés. A gauche, rien.

Obs. IX. — *Ovarite suppurée droite, prise longtemps pour du rhumatisme. Laparotomie. Guérison.*

Alice S..., âgée de 24 ans, entre le 10 juillet 1891, salle Velpeau, n° 18.

En 1889, infection. Fausse couche de trois mois. Symptômes : Métrite. Pertes. Douleurs dans les genoux et dans les hanches avec exacerbations, contraignant la malade au repos, et rapportées au rhumatisme par plusieurs médecins qui donnent du salicylate de soude.

En 1891, entre en médecine, puis en chirurgie. On lui trouve une tumeur fluctuante dans son cul-de-sac latéral droit.

Laparotomie. — Ovarite suppurée droite. Trompe saine. Ligament large épaissi, entourant la poche ovaire. Les douleurs ont disparu depuis.

Obs. X. (Résumée.) — *Gros ovaire suppuré à droite. Laparotomie, drainage. Forme hémorrhagique.*

Noémie T..., 24 ans, entrée salle Velpeau, n° 15, le 9 avril 1896. — Pas d'accouchements ni de fausse couche.

En 1878. Crise douloureuse dans la fosse iliaque droite. Guérit au bout de quelques semaines.

En 1884. Métrorrhagies sans douleurs et sans cause qui durent plusieurs années, puis diminuent, mais n'ont jamais disparu.

En 1885. Crise dite de pérityphlite. Évacuation de pus par le rectum.

En 1896. Crise douloureuse à droite qui l'amène à l'hôpital.

Examen. — Tumeur à droite, distincte de l'utérus, du volume

d'une mandarine, fluctuante. Métrorrhagies. Peu de douleurs. Fièvre légère.

Laparotomie. — Ovaire droit, 200 grammes de pus. Trompe droite saine. Annexes gauches saines. L'hémorrhagie a pendant longtemps constitué le gros symptôme de la suppuration de l'ovaire.

Obs. XI. (Résumée.) — *Ovarite suppurée post-puerpérale.*
Laparotomie. Guérison.

Jeanne R..., 23 ans, entre le 22 mars 1894, salle Velpeau, n° 2.

En 1894. Deux mois avant l'entrée à l'hôpital, premier accouchement, infection utérine. Métrorrhagies, douleurs, leucorrhée (pelvi-péritonite post-puerpérale).

Examen. — Poche en avant remonte à un travers de main au-dessus du pubis, fluctuation.

Laparotomie. — Ovarite suppurée gauche, 250 gr. de pus. Trompe gauche saine. Annexes droites saines.

Obs. XII. (Résumée.) — *Ovarite suppurée gauche. Laparoto-*
mie. Mort.

Adrienne T..., 25 ans, entrée le 9 mars 1894, salle Velpeau, n° 16.

Infection consécutive à une dilatation utérine intempestive. (La malade, très bien portante, avait consulté un médecin, désirant devenir enceinte. Le médecin l'avait dilatée.)

Grosse crise de pelvi-péritonite à la suite de la dilatation, qui dure six semaines, pas de fièvre, pas de métrorrhagies, mais symptômes douloureux. Douleurs dans la fosse iliaque gauche, dans la cuisse gauche et dans l'aine. État général touché. Miction fréquente.

Examen. — Ventre très peu sensible à la pression. Tumeur à 2 centimètres au-dessous de l'ombilic, fluctuante, retrouvée dans le cul-de-sac gauche.

Laparotomie. — Ovarite suppurée gauche. Trompe gauche saine. Ligament large gauche épaissi, rien à droite. Mort.

Obs. XIII. (Résumée.) — *Fibrome utérin. Annexite double suppurée (ovaires kystiques purulents). Forme latente. Hystérectomie vaginale et laparotomie. Guérison.*

Marie Van..., 34 ans, entrée le 4 mai 1896, salle Velpeau, n° 27.

En 1893. Sans antécédents. Commence à perdre de l'eau rousse. Métrorrhagies.

En 1896. Douleurs très légères que l'on met sur le compte d'un fibrome que l'on perçoit au palper et au toucher. Pas de phénomènes généraux.

Hystérectomie et laparotomie. — Petit fibrome pédiculé (ce n'est pas lui qui doit être cause des métrorrhagies). Ovaire droit, 200 grammes pus jaunâtre, fétide. — Trompe droite, très peu de chose. Salpingite interstitielle. — Annexes gauches. Abcès du volume d'un œuf de pigeon dans l'ovaire gauche. Trompe hypertrophiée.

Obs. XIV. (Résumée.) — *Ovarite suppurée gauche fixée dans le cul-de-sac droit. Laparotomie. Guérison.*

Lucie M..., 28 ans, entrée le 8 janvier 1891, salle Velpeau, n° 12.

Quatre grossesses ; infectée à la quatrième (1890), reste deux mois couchée ; perd en rouge ; souffre du ventre ; irradiations dans la région lombaire et dans le membre inférieur ; a commencé par souffrir à droite, puis à gauche.

Douleurs cessent quelques mois ; mais la malade *maigrit*, perd l'appétit et entre à l'hôpital,

Examen. — Par le palper on sent une tumeur mate, indolente à la pression ; fluctuante, dirigée obliquement de la ligne blanche vers le milieu de l'arcade crurale droite ; remonte au milieu de l'espace qui sépare le pubis de l'ombilic.

Toucher indolent ; l'utérus est repoussé à gauche par une poche qui occupe le cul-de-sac droit.

Laparotomie. — C'est l'ovaire gauche qui occupe le cul-de-sac droit et qui est suppuré. Trompe gauche saine.

OBS. XV. (Résumée.) — *Ovaire gauche suppuré, inclus dans le ligament large. Laparotomie Guérison.*

Pauline B..., 33 ans, entrée le 15 juillet 1890, salle Velpeau, n° 6. 1882, 1er accouchement.

1884, 2e accouchement. Couches bonnes.

Commence à souffrir trois ans après. Crises de pelvi-péritonite qui la forcent à s'aliter 3 à 4 fois durant quinze jours ; en dehors des crises elle souffre du côté droit, surtout dans les lombes.

Menstruations irrégulières abondantes, douze jours. Hémorrhagie pendant six semaines. Ou diagnostique grosse métrite du col. Opération d'Emmet. Elle continue à souffrir et à perdre continuellement.

Crise récente avec fièvre, vomissements, ictère. On diagnostique colique hépatique ; puis, comme le ventre augmente, on la soigne pour un fibrome.

Examen. — Tumeur, perceptible par le palper abdominal, occupe côté gauche, dépasse ligne blanche à 3 ou 4 travers de doigt. Tumeur mate, fluctuante ; les explorations ne sont pas douloureuses.

Laparotomie. — La paroi abdominale est épaissie, *lardacée.* Ovaire gauche renferme 200 gr. pus crémeux jaunâtre ; il semble inclus dans le ligament large épaissi, infiltré.

Trompe saine.

OBS. XVI. (Résumée.) — *Ovarite suppurée gauche. Laparotomie. Mort. Forme névralgique.*

Anaïs R..., 42 ans, entrée le 7 août 1890, salle Velpeau, n° 8. 1876, 1er accouchement ; infection. Soignée pour métrite.

Reste guérie pendant quatorze ans.

1890. Subitement, crise effroyablement douloureuse dans le côté gauche ; irradiations dans la cuisse gauche et dans le genou ; pas de phénomènes généraux.

Périodicité des douleurs à quatre heures et à minuit ; un médecin la soigne pour des névralgies. Deux mois après, le ventre augmente de volume et devient sensible. Elle entre à l'hôpital.

Examen. — Tumeur à *gauche*, remontant à 6 centim. au-dessus du pli de l'aine ; matité, fluctuation.

Laparotomie. — Péritonite séreuse. Ovaire gauche suppuré, 200 grammes de pus. Trompe saine.

Obs. XVII. (Résumée.) — *Ovarite suppurée droite. Salpingite interstitielle droite. Laparotomie. Mort.*

Emilie B..., 27 ans, entrée le 2 décembre 1890, salle Velpeau, n° 11 ; perd en blanc et souffre après son 1ᵉʳ accouchement (1885).

1890. Continue à souffrir et à perdre.

Douleurs dans le bas-ventre avec irradiations dans la cuisse et les reins.

Examen. — Tumeur indolente à droite (trois travers de doigt au-dessus de l'arcade crurale ; fluctuation.

Laparotomie. — A l'ouverture du ventre on croit à un fibrome à cause de la dureté de la tumeur.

En réalité on a affaire à un ovaire suppuré (300 gr. pus) recouvert d'adhérences.

Le ligament large est épais de 4 millim. ; très dur, scléreux.

La trompe a ses parois épaissies, et est peu augmentée de volume.

Il est évident que la propagation de l'infection s'est faite par les lymphatiques du ligament large, et non par continuité des muqueuses utéro-tubaires.

Obs. XVIII. (Résumée.) — *Ovarite suppurée droite. Salpingite interstitielle du même côté. Hystérectomie vaginale. Guérison.*

Marie L..., âgée de 34 ans, entre le 8 novembre 1897, salle Velpeau, lit n° 26.

14 ans auparavant, infection obstétricale; semble guérie.

1894. Souffre un peu et perd en blanc. Règles abondantes.

1895. Métrorrhagies. Douleurs vésicales, douleurs dans le bas-ventre.

État général mauvais. Maigrit. Fièvre.

Tout se calme quelques mois.

1897. Crise brusque violente, douleurs, fièvre, métrorrhagies.

Examen. — Masse à droite adhérente à l'utérus qui est repoussé à gauche, ferme, rénitente, indolente.

On pense à un kyste intra-ligamentaire.

Laparotomie. — Ovaire droit suppuré, pus fétide.

Trompe, parois épaissies, peu augmentée de volume.

Le ligament large droit infiltré, épaissi, recouvre l'ovaire qu'il semble contenir dans son intérieur.

Obs. XIX. (Résumée.) — *Fibrome, ovarite suppurée droite. Hystérectomie vaginale. Guérison.*

Camille C..., âgée de 39 ans, entrée le 17 juillet 1895, salle Velpeau, lit n° 13. Infection quatorze ans auparavant, suite d'accouchement, soignée pour endométrite cervicale.

1891. Début par douleurs ou moment des règles qui sont suivies d'hydrorrhée fétide. Métrorrhagies. Douleurs articulaires dans le membre inférieur.

Examen. — Facies pâle, anémie. Gros utérus immobilisé au milieu d'adhérences. Annexes peu perceptibles. Pelvi-péritonite.

Laparotomie. — Utérus petit, fibrome. Ovaire droit : éponge purulente. Trompe droite : kystes purulents dans l'épaisseur de sa paroi, au niveau de l'utérus. Le reste de la trompe est normal, son pavillon est libre et étalé. Ligament large très épaissi.

Obs. XX. (Résumée.) — *Ovaire droit suppuré. Pelvi-péritonite. Castration droite.*

Marcelle B..., 27 ans, entrée le 22 septembre 1898, salle Velpeau, lit n° 30.

1894. Crise péritonéale. Lit pendant trois mois. Depuis sa péritonite la malade est bien portante jusqu'au 9 juillet 1898.

1898 Brusquement, crise violente péritonéale, *douleurs, vomissement.* Un médecin diagnostique : fibrome.

Examen. — Matité dans la région sous-ombilicale, empâtement profond. Dans le cul-de-sac postérieur et droit, on sent une grosse masse qui se confond avec le plastron abdominal. La hauteur de la lésion, son unilatéralité, son début brusque font penser à l'appendicite.

Laparotomie. — Ovaire droit suppuré, 200 gr. de pus très fétide, verdâtre. Trompe droite : volume du petit doigt. Parois épaissies. Ligament large, très épaissi, œdémateux, très rouge, adhérent, encapsulant l'ovaire.

Obs. XXI. (Résumée.) — *Ovarite suppurée droite. Salpingite catarrhale gauche. Hystérectomie vaginale. Guérison.*

Julia D..., 27 ans, entrée le 20 avril 1895, salle Velpeau, n° 20.

Deux fausses couches ; infection à la dernière (1893). Pertes verdâtres très épaisses. Douleurs lombaires. Curettage par M. Poirier. Continue à souffrir.

Entre en 1895 chez M. Bouilly.

Examen. — A droite, tumeur indépendante de l'utérus dans le cul-de-sac latéral et dans le cul-de-sac postérieur. A gauche, on sent les annexes augmentées de volume. Épaississement des ligaments larges.

Hystérectomie vaginale. — Ovaire droit suppuré. Trompe

droite dure, peu augmentée de volume. Salpingite catarrhale à gauche.

« Le ligament large, épaissi, renferme des nodules ayant l'aspect de ganglions lymphatiques, et qui sectionnés laissent suinter sur la surface de section des gouttelettes de pus. Ces nodules inflammatoires, dont quelques-uns représentent même de véritables petits kystes purulents, siègent principalement dans le voisinage du hile de l'ovaire et le long de l'artère utérine, près du col. Cé sont des réseaux épais de vaisseaux lymphatiques (Poirier) suppurés. » *Guérison.*

Obs. XXII. (Résumée.) — *Ovarite suppurée droite. Pyosalpinx gauche. Hystérectomie vaginale. Guérison.*

Blanche C..., 20 ans, entre le 24 janvier 1896, salle Velpeau, n° 33. Pas d'antécédents.

1894. Début par métrorrhagies qui se sont continuées sans douleurs jusqu'en 1896. Commence à souffrir ; douleurs lombo-abdominales avec irradiations crurales.

Examen. — Collection annexielle des deux côtés. Les douleurs sont beaucoup plus vives à gauche, où les lésions semblent moins volumineuses.

Hystérectomie vaginale. — Ovaire droit, abcès gros comme un œuf de poule. Trompe, très peu de lésions ; légèrement épaissie. Ligament large droit épaissi. Trompe gauche, pyosalpinx. Ovaire gauche, rien. Il semble que l'infection se soit faite à droite par voie lymphatique, à gauche par voie endogène.

Obs. XXIII. (Résumée.) — *Ovarite double suppurée avec prolapsus utérin. Hystérectomie vaginale. Guérison.*

Marie G..., 31 ans, entre le 16 juin 1897, salle Velpeau, n° 18. A 16 ans, 1er accouchement. Infection.

A 24 ans, curettage pour métrite (on avait trouvé masse à gauche).

A 31 ans, début brusque, crise douloureuse fébrile. Vomissement. Ballonnement du ventre. Malade amaigrie. Mauvais état général.

Examen. — Deux masses annexielles fluctuantes dans cul-de-sac droit et gauche.

Hystérectomie vaginale. — Ovaires seuls suppurés : comme mandarine à droite, œuf de pigeon à gauche ; pus verdâtre épais, bien lié. Trompes saines. *Guérison.*

CONCLUSIONS

1° Il y a lieu de faire un chapitre spécial pour l'ovarite suppurée en tant que maladie distincte ayant à elle sa symptomatologie, son étiologie, sa pathogénie spéciales.

2° L'ovarite suppurée existe souvent seule. La lésion est presque toujours unilatérale. Quand la trompe est prise, elle présente des lésions pariétales.

Le ligament large est épaissi, œdématié, infiltré. Il cravate en avant la tumeur ovarienne et présente quelquefois dans son intérieur de petits abcès lymphangitiques.

3° L'ovarite suppurée peut rester absolument latente pendant des années (forme latente) jusqu'au jour où par le palper et le toucher on découvre la *collection ovarienne*.

4° Elle procède souvent par crises subaiguës, s'échelonnant sur une très longue période, et dans l'intervalle des crises la santé est parfaite.

5° L'ovarite suppurée se révèle brusquement par une *crise aiguë* que rien ne faisait prévoir, éclatant en pleine santé.

La plupart du temps, il y a des antécédents de métrite ancienne dont la malade ne se souvient plus.

6° Les *métrorrhagies* sont très fréquentes au cours de l'ovarite suppurée. Il en est de même des névralgies crurales et sciatiques et des douleurs articulaires dans la hanche et le genou. Chacun de ces symptômes peut exister isolément et prédominer à tel point qu'on peut dans la symptomatologie distinguer une forme hémorrhagique, une forme pseudo-rhumatismale, et une forme névralgique de l'ovarite suppurée.

7° La santé générale s'altère très souvent quand le pus de l'ovarite est d'emblée septique (forme cachectique), ou reprend de la virulence sous l'influence d'une cause quelconque.

8° Le palper et le toucher révèlent une tumeur dure, élevée dans l'abdomen, rénitente, fluctuante si elle est volumineuse ; souvent indolente, et distincte de l'utérus.

9° L'infection de l'ovaire se fait, dans ces cas, par la voie péritonéale et lymphatique. Elle part de l'utérus (infection souvent obstétricale). La preuve en est fournie par l'infiltration du ligament large et l'absence fréquente des lésions de la trompe.

10° Le pronostic est celui de l'intervention.

11° Le traitement : laparotomie, extirpation de la poche après ponction.

L'hystérectomie vaginale est rarement indiquée, à cause du siège élevé des lésions et leur unilatéralité.

TABLE DES MATIÈRES

IMPRIMERIE A.-G. LÉMALE, HAVRE